U0335250

大医智道
之
脉证经方

大医智道之

之

脉证经方

红日康仁堂 编

全国百佳图书出版单位

中国中医药出版社

·北京·

图书在版编目（CIP）数据

　　大医智道之脉证经方 / 红日康仁堂编 . -- 北京：
中国中医药出版社 , 2022.12
　　ISBN 978-7-5132-7854-6

　　Ⅰ . ①大… Ⅱ . ①红… Ⅲ . ①经方 - 研究 Ⅳ .
① R289.2

　　中国版本图书馆 CIP 数据核字 (2022) 第 193866 号

中国中医药出版社出版

北京经济技术开发区科创十三街 31 号院二区 8 号楼
邮政编码　100176
传真　010-64405721
山东临沂新华印刷物流集团有限责任公司印刷
各地新华书店经销

开本 710×1000　1/16　印张 4.25　字数 40 千字
2022 年 12 月第 1 版　　2022 年 12 月第 1 次印刷
书号　ISBN 978-7-5132-7854-6

定价　28.00 元
网址　www.cptcm.com

服 务 热 线　010-64405510
购 书 热 线　010-89535836
维 权 打 假　010-64405753

微信服务号　zgzyycbs
微商城网址　https://kdt.im/LIdUGr
官 方 微 博　http://e.weibo.com/cptcm
天猫旗舰店网址　https://zgzyycbs.tmall.com

如有印装质量问题请与本社出版部联系（010-64405510）
版权专有　侵权必究

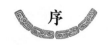

打造中医药传承的范本

古往今来，中医药传承大多沿用"三足鼎立"模式：传承导师 + 传承团队 + 传承平台。

传承导师多为一名学术带头人，其学术体系是传承"全过程"的首要环节。

传承团队则为多名学术传承者，不但包括学术践行者，也包括传承策划者、课程运营者、团队统筹者。尤其是对"传承本身"的设计与执行，是传承"全过程"的关键环节。

传承平台作为学术传承落地处，关涉成效率、成果化，是传承"全过程"的最终环节。

当"传承导师""传承团队""传承平台"三足鼎立，中医药传承就会势如破竹，成效斐然。

中华中医药学会中医药文化教育基地，从 2017 年以来在全国开展"经方巡讲"学术活动，并通过"大医智道"服务号，为一流的中医名家和数十万医师学员搭建了"一所没有围墙的互联网中医学习平台"。其中，"脉证经方"版块是中华中医药学会中医药传承创新发展项目的经方部分。

《大医智道之脉证经方》，希望能够打造中医药传承的范本。通过与"传承导师"的协同共进，借助"传承团队 + 传承平台"的力量，完善"三足鼎立"模式，实现传承"全过程"优化运行。

中华中医药学会中医药文化教育基地

2022 年 9 月 30 日

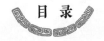
目 录

"仲景阴阳脉法" 发掘记

陈建国

从案例谈仲景学说之"阴阳盛衰"脉证治法

刘观涛

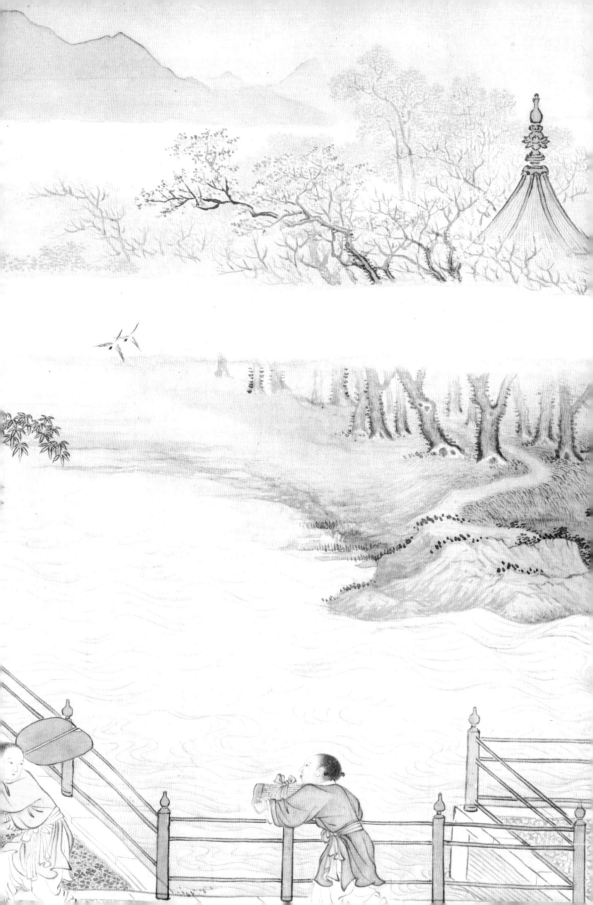

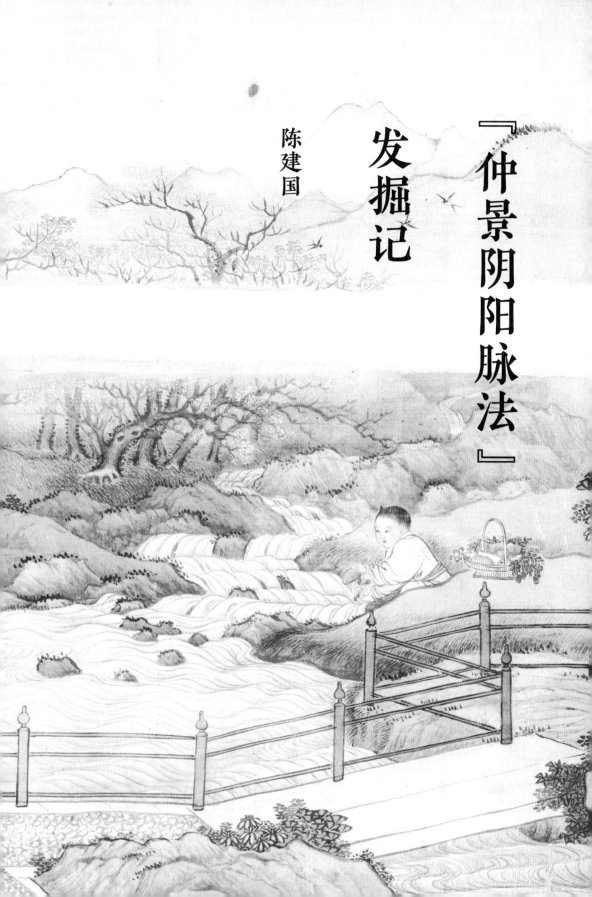

『仲景阴阳脉法』发掘记

陈建国

第一个瓶颈：对中医、西医的困惑

　　不知道是否为冥冥之中的注定，对未来充满无限期待的我走进了河北医科大学中医学院的校门。毕业后，我到北京的一家部队综合医院开始上班。由于单位的工作安排，我学习过西医内科、急诊、皮肤科、小儿外科等，并分别担任过这些科室的临床医生。在这个过程中，虽然无论具体做什么工作，患者和各级领导都是高度认可，实际上，自己却非常苦闷，因为虽然自己是中医毕业生，但是由于医院的统筹安排，自己把更多的精力和时间都从事于西医临床了，只是偶尔开开中药，难以找到自己未来的中医方向。多年后，回想这个工作经历，起初觉得浪费了太多中医学习、积淀的时间，后来才明白，正是有这个经历，我才更加明白中西医各自的优缺点，更加清楚我们的祖先留下的中医财富的宝贵。这个过程虽然曲折，却使得我对中医更加坚定。

随着《仲景阴阳脉法》在中国中医药出版社的正式出版，"阴阳盛衰、脉证经方"学术体系终于面世了，这是一件令我十分欣慰的事。我相信，这一定会对在中医这条路上苦苦探索的同道们有所启发，因为，我同样经历过这样的过程。应广大读者的要求，我把这份经历与大家分享，希望能对同道们的中医探索有所启迪吧。

　　记得我曾经治疗过一个膝关节多处出现脓肿的患儿，经住院治疗两个月，遍用抗生素，多次手术，不但没有减轻，反而越来越重，遍请本领域专家也束手无策。后来，还是通过外用了中成药，他才日渐好转而出院。至今，那个患儿的面容仍历历在目，孩子无奈而痛苦的表情，深深印在我的脑子里。现在回想，如果当时我用上黄芪建中汤之类的经方，必然数剂而缓解，非常可惜。反思一下，我虽然是中医出身，但当时并没有用中医手段治疗这个患者，根源的问题不在技术和能力，而是思想观念。也就是说，当今中医的发展，首先要解决的是中医人自己的观念，中医人要首先相信中医、应用中医、擅长中医，这是最为当务之急的事。后来，工作几年之后，经过向医院申请，我终于从西医岗位回到了中医岗位。

　　　　　　　　　　　　　　　　　　　　"仲景阴阳脉法"发掘记

记得刚毕业时到单位获得处方权，我就遇到一个失眠的患者。毕竟是中医科班出身，我就按照"中医内科辨证分型"开始治疗，基于患者的信任，各个分型的治疗方案我都用了，结果却毫无寸效！我们知道，如果一个西医学生毕业上临床，如果能够按照"西医内科诊疗指南"的指导进行合理治疗，就是一个很不错的住院医生了，而中医就似乎难以按图索骥。真正到了中医的临床，我与大家一样，同样马上遇到一个回到原点的问题，中医究竟应该怎么学？虽然自己读书时候的学习成绩优异，但在中医临床之路上充满了太多的茫然。

为此，我开始翻看大量的中医书籍，很快我就明白一个基本道理，中医必须从中医经典学起。遍观历代中医大家，无论他们有多么高的学术成就，有多么高的医疗水平，无一不是基于中医经典的源头滋养，没有坚实的根基，是无法建起高楼大厦的，这里面的道理非常简单。

因为我的中医临床是以处方用药为主，中医经典的学习当然首先是集中到了医圣张仲景的《伤寒杂病论》。临床当中，一边读仲景书，一边重点用仲景方，结果开始出现了越来越多令患者交口称赞的临床疗效，这使得我坚定了这个方向的正确性。我开启了"疯狂读书"模式，目标是把这些问题的究竟搞明白，从各个版本的教材开始，到历代名家经方著作，能买尽买，能读尽读。最先反复看的是五版教材，已经被我翻得散了架。但是，很快又遇到了新瓶颈，那就是，仲景书的学习有很多问题不容易领会，历代各家的解读难以自圆其说，要么随文衍义，要么前后矛盾，并且各家众说纷纭，莫衷一是。

第二个瓶颈：对中医经典的困惑

　　问题究竟出在哪里呢？如何突破这个瓶颈呢？我苦苦思索：仲景似乎告诉了我们他的学习方法，那就是勤求古训、博采众方。也就是说，仲景书也是在之前的中医经典基础上而著成的。真正要领会仲景书，必然要进一步领会与其相关的仲景之前的中医经典。至于后世的理解，大都是从一个侧面、一个相对局限的基点出发而成。如欲融会贯通，则唯有进一步地从经典开始。基于这样的认识，我再次翻开《素问》《灵枢》《难经》《神农本草经》，反复全文细读。

　　再读中医经典，很快就会发现一个非常关键的问题：我初起学习中医犯了一个错误，就是先入为主地认为，中医就是中医，西医就是西医。西医基本上是一个声音，特别是在核心理论上，西医就是在形成了共识之后，大家都按照共识的指南开始实践。而中医不是这样，仅从《素问》看，虽然被称为中医经典，却并非是我们理解的中医指南，而是多种观点共存、多种学术碰撞的一本书，甚至其中许多观点遵循的基本理论都会有差异。可以说，中医经典并非我们理解的临床或理论指南，而更像是一本论文集，虽然都非常宝贵，但如果非要坚定地把这些不同立足点的理论进行贯通，则必须要回到更加本源的基点去才可以。

有了这样的认识，我再读中医经典，就清晰了很多，不会犯之前强行把它们糅合到一起的错误。再回到仲景书，我就发现：虽然仲景书当中有一些基于五行理论的论述（比如《金匮要略》当中基于五行理论的脉法），但仲景学说中，无论是六经辨证还是相应治疗，无不以阴阳理论为基础。仲景学说对药物的认识，也是沿袭了《神农本草经》。正是基于这样的认识，我开始在中医学术界进一步寻找有相似认识的学术体系：阴阳体系的《伤寒论》。

2006 年，通过非常偶然的机会，我接触到了胡希恕先生的学术体系，并在之后有幸认识了传承胡希恕体系的冯世纶教授。胡希恕先生以八纲来解读六经，这个学术角度，属于非常纯粹的阴阳体系的伤寒学派。我的师兄、中国中医药出版社《中医师承学堂》刘观涛主编也认为：胡希恕"阴阳六经—八纲气血—方证药证"的辨证体系疗效卓著，堪称"经方阴阳学派"的代表，与"经方五行学派（脏腑经络派）"比肩而立。

因此，将"阴阳学派"与"五行学派"独立研究，先分后合，或许就能帮助我们走出学习经典的迷雾。否则，两套体系纠缠在一起，若缺乏独立研究，很容易出现两套学术体系的冲突。只有独立研究两套学术体系，才更容易获取其中的精华，并最终能够融会贯通。

第三个瓶颈：
中医如何进行
清晰诊断

2009年，我提出申请筹建"北京中医药薪火传承3+3工程——胡希恕名家研究室"的建议，得到了冯世纶教授、黄基荣院长和众师兄弟的支持。在大家的共同努力下，研究室于2010年获批进入建设。在师兄北京中医医院张广中主任的建议和主导下，我们从2010年开始承办中华中医药学会的"全国经方论坛"。基于研究室的建议和北京市中医管理局的支持，2012年组织成立"北京中医药学会仲景学说专业委员会"。依托胡希恕研究室、全国经方论坛和北京仲景学说委员会，我们遍请全国及海内外的中医名家进行交流，并受邀到全国各地传播经方学术，创造了很多与本领域专家深度交流的机会，极大程度拓展了我的学术视野。

我所在的单位是一家综合医院，中医科原来属于一个可有可无的科室。但是，随着我应用经方越来越多，临床疗效越来越好，得到了医院各级和兄弟科室的高度认可。院长突发腰痛，我用葛根汤一剂即愈；骨科发热一个月的患者，我用小柴胡汤加味，也是一剂即愈。由于门诊的患者越来越多，2010年我每周连续六个全天的门诊，每天门诊数都达到百人左右。这个经历使得我的诊务非常繁忙，也导致我从事中医临床的关注点有了极大的转变。

初起进入中医临床，重点关注的是有效病例，更多的是欣喜。而之后更多关注的是无效病例，因此更多的是沮丧。因为来自全国求诊的患者众多，其中就不乏多年求治而无效的疑难病，看一看他们多年的求诊记录，许多全国知名专家也在其列。针对这样的疑难病，我能够有较大的把握攻克吗？实际结果并不理想！

无论是面对常见病，还是疑难病，怎样才能具有更清晰更有效的诊疗思路呢？如何才能像古代名医那样做到胸有成竹呢？临床如何把握客观、能够重复的诊断指征呢？

当时，我非常希望有一定的时间重新从古人那里找到答案。但至少对我而言，即使是翻看了大量的中医古籍，仍旧没有答案，好像传统中医就是比较含糊、笼统且不规范的学术。我的中医学习进入了新的瓶颈期。

如果不能从根本上提升解决临床疑难问题的能力，求诊的患者越多，我们犯错误的机会也就越多。因此，我逐渐压缩了门诊量，把更多的精力用于突破这个瓶颈。

相对来说，这个学习瓶颈的突破，难度就大多了。因为，无论从古代还是当今的各种学术，都没能找到令我满意的答案。只不过，方向却是明确的，那就是，答案就在中医经典当中。

这里一定要强调胡希恕先生的经方学术对我的巨大启发。胡老对于方证的解读，对我的帮助很大，更加重要的是，胡希恕先生鲜明的创新精神，很大程度上也鼓舞我进一步去探索。

基于这种创新精神，再读仲景书，我就理解了仲景反对的"各承家技，终始顺旧"，更领会了仲景提出的"思求经旨，演其所知"，其实，答案就在这里。

思求经旨，就是要沿着中医经典指出的方向，对中医经典要思之、求之；演其所知，就是要把中医经典的理论结合临床实际，理论和实践相结合，也包括根据实际对中医经典指出的方向进行延伸和发展。有了这样的认识基础，我便开启了艰苦而快乐的十年求索。

如何才能够把组方精巧、疗效显著的经方用得更好？如何才能够面对无论什么疾病都有清晰的治疗思路？如何才能够提升中医诊断能力？如何才能够使得辨证论治更加精准？这都是要进一步解决的问题。

突破之一：走出传统教材的『脉象』，走进仲景学说的『脉证』

经方学术非常重视方证，这也是从古至今研究经方学术的热点。

"经方方证"是我最早学经方的关注点和着力点。但是，仅应用经方方证在面对疑难病症时，面对症状繁杂的患者时，其解决问题的清晰度，还远远不能达到令我满意的程度。

由于我有从事西医临床的经历，故对于中西医两者对比有自己的认识。西医之长，在于诊断。即使是今天，西医都在力求应用最新的科技成果来不断加强自身的诊断能力。中医之短，也在于诊断：不但在对疾病病机的诊断缺乏特别明晰的指征，即使到了具体应用方药的阶段，相对来说也比较含糊，对于远期疗效的判断，也相对缺乏较高把握。今天多数同行的中医诊断能力，离仲景"见病知源"的境界也差距甚大。见病知源，就是不但对当下的病机要有把握，还要对疾病的原因、发展和疗效预期都有准确的判断。

因此，沿着仲景指出的方向，我关注的重点就到了经方的脉诊。"仲景阴阳脉法"的发现和应用，经历了从"脉诊"到"脉证"、从"脉证"到"仲景阴阳脉法"的阶段性提升。

仲景书中，无论是《伤寒论》还是《金匮要略》的各篇，均以"脉证并治"为名，也提出"观其脉证"，有大量关于脉诊的表述充斥于全书当中。毋庸置疑，医圣张仲景非常重视脉诊。可以说，对于解决经方应用更加精准、更加有把握的问题，仲景指出了"加强脉诊"的方向。

学习脉诊，是一件令人非常头痛的事情。从上大学时，我就学习脉诊相关的书籍，到后来，不断购买很多从古至今与脉诊相关的著作。

即使是学习了大量脉诊书籍，我却并没有找到想要的答案。

这里面有两个问题，第一，脉诊学从古至今虽然各有所长，但有些并不适合于指导临床治疗。比如，《脉经》中记录了一个脉诊的流派，其长处就是以脉断生死，有学者认为这是扁鹊学派的一个学术分支，也有学者认为这来自更早的《素女脉诀》，但这个分支并没有能很好地传承下来。由于来自最古老的中医古籍，我完全相信，其对疾病的远期判断一定非常准确。但这种脉法似乎并没有生命力，没有流传至今。原因何在？因为这样的脉诊与指导治疗几乎毫无关系。我还广泛学习了很多脉诊体系和方法，但遗憾的是，因为这些脉法与指导治疗的关系并不密切或吻合，我虽然进行了认真学习，甚至临床去体会尝试，但最后的结论是，这些脉法都不是我真正需要的。

我开始重新梳理，带着问题翻看了众多中国传统文化的古籍，研究了中医的历史及脉学的发展历史。从历史的角度看，一切文化或技术，都有其历史发展的过程。重新回归仲景原书，就发现了新的问题，即仲景的脉诊与后世的脉诊大有不同。仲景的脉诊更重在"脉证"，而不是一般理解的"脉象"。一般理解的脉象，仅仅是脉证的一部分。

什么是"脉证"呢？就是与具体某一张方的病机直接对应的所有脉诊信息，这里面既有脉象，还有寸关尺三部、浮中沉三位等信息。所有与病机直接相关的信息合并起来，就是该方的脉证。

也就是说，经方既有方证，还有脉证。经方的脉证起于仲景，王叔和也略有传承，但王叔和以后，应用方药讲求脉证这个思想并没有很好地传承和发展。甚至可以大胆地说，从仲景书之前的相关著作，到仲景书之后的经方相关著作中看，经方的脉诊也几乎失传。仲景对于经方应用脉诊这个巨大的创新，从王叔和以后就几乎湮灭。因为从王叔和以后，脉诊学的研究方向几乎全部集中到了"脉象"这一个局限的范畴，而这与仲景所倡导的"脉证"是有着本质意义的区别。

突破之二：
如何把
『阴阳盛衰理论』和
『升降治法、阴阳脉诊』
贯穿起来

经方的"脉证"虽好，但学起来却很不容易。

这需要对经方的每一张方有足够深刻的领会，也需要有足够的医理、脉理积淀。更重要的是，仍旧需要反复临床验证总结。人命贵于天，岂可有丝毫的含糊？因此，虽然我在临床中反复体会"脉证"这个学术方向，但从 2010 年开始，在大量全国各地受邀的学术报告中，我还是从未提过任何脉证相关的内容，只是在逐渐积淀。

随着我在临床逐渐对更多经方脉证体会的积累，发现脉证有一个"神秘"的规律。比如，葛根汤脉证的太过脉，更突出表现在左手；大黄黄连泻心汤的太过脉，更突出表现在右手。

虽然事实如此，其道理和规律究竟如何呢？还有没有什么背后的道理呢？带着这样的问题，我苦思了很久。如果用"左手心肝肾、右手肺脾命"解释，葛根汤属于左手太过，那么好像与心肝肾的关系不大；用"左血右气"解释，把葛根汤理解成补血或散血的方剂，好像也不通。我经常沉浸在诸如此类的发散型思考之中，甚至半夜突然起床翻看各种古籍里的点滴论述。可以说，我是抱着一颗"如保赤子"的至诚之心在苦苦求索。

正所谓"念念不忘，必有回响"。带着反复思考的问题，当再次读到仲景书"阳盛阴虚，汗之则死，下之则愈。阳虚阴盛，汗之则愈，下之则死"这句话时，不觉心中一震！

这句话是讲阴阳盛衰以及治法。阳盛下之则愈，临床中下之则愈者，不就是阴阳盛衰理论中的阳盛吗？大黄黄连泻心汤岂不就是下法？那么其病机就是阳盛。葛根汤属于汗法，其病机岂不就是属于阴盛？结合临床中体会到的：大黄黄连泻心汤表现为右手脉太过，葛根汤表现为左手脉太过。那么，阴阳盛衰的诊断是不是可以通过左右手的区别来诊断呢？

带着这样的问题，再读《脉经》，其中记录了一段话，来自非常古老的一本脉学著作《脉法赞》，其中的"左主司官，右主司府"和"阴病治官，阳病治府"，提示以左手脉主阴病，右手脉主阳病，这与根据临床和仲景书的推断完全吻合！结合后世提出的"左血右气"，也完全吻合，即血为阴之代表，气为阳之代表。

返回来再读仲景书，就会发现仲景对阴阳盛衰理论重要性的特殊强调，用了140个字强调一个学术观点，这在仲景书中是绝无仅有的！这也是被李东垣认定的仲景书中的大法。如果能够把这样一个重要的理论与诊断结合起来，对于临床一定有很大的帮助。

基于这样的认识，我开始在临床中验证这种认识的正确性。先从典型的阴盛和阳盛开始验证，结果就发现，只要是实证可下者，均表现为右手太过脉更为突出；而只要是实证可汗者，均表现为左手太过脉更为突出。进一步验证阳虚和阴虚，同样完全符合这个大法。

阴阳盛衰理论是不是仅仅指导一般理解的阳盛、阴盛、阳虚和阴虚呢？再读这句话后面的"发汗吐下之相反"，就领会了仲景的意思。汗法和吐法、下法，分别是一种治法，为什么说它们相反呢？它们之间的关系，是什么相反呢？并且，前文一直在说汗法和下法，这里又加了一个吐法，却说的是一个意思。这里就非常明确了，仲景这里的

"汗""吐"和"下"，是指治疗的方向，也就是说，汗法是升法的代表，下法是降法的代表。

升降治法的明确，就使得阴虚用下法、阳虚用汗法的问题迎刃而解了。阴虚证一般用甘寒的药物治疗，比如生地黄等，本身就属于降法。阳虚证一般用甘温的方药治疗，比如四逆汤，从治疗方向上，本身就属于升法。我把这样的认识拿到临床上验证，经过百例千例的验证后，竟然绝大部分都能吻合。

需要说明的是，我们这里所提的升降治法，是以中医经典《神农本草经》中药物的四气五味和《素问》中药物的阴阳分类为基础的。如果以后世的升降理论来验证，大概会出现混淆的情况。

至此，阴阳盛衰理论和升降治法、阴阳脉诊已经贯穿了起来。

随着在临床当中的反复验证，有一个新的问题摆在了面前：

这个理论体系，是不是仅仅能够对一般理解的"阴阳盛衰"指出大方向，对于一种病机而治法不同的情况，有没有指导意义呢？对于临床常见的多病机疑难病，有没有指导意义呢？

比如，治疗水饮证的经方很多，像苓桂术甘汤、桂枝去芍药加麻黄附子细辛汤，辛甘发散为阳，淡味渗泄为阳，此方属于总体升法的阳方。而同时，针对水饮证还有诸多属于降法的经方，比如枳术汤、泽泻汤、十枣汤等，都属于下水之法。

针对"病机相同而治法不同"这个问题，我通过对脉证的体会，已经有所认识，即临床中，同样为水饮证的病机，如果是表现为太过脉

　　　　　　　　"仲景阴阳脉法"发掘记

者，那么突出表现在左手者用升法治疗，突出表现在右手者，用降法治疗。这就意味着，水饮证同样可以通过"阴阳脉法"来判断治法。也就是说，水饮证这个病机，完全也可以纳入阴阳盛衰理论体系当中。

既然水饮证可以，那么其他病机，比如血瘀证、气滞证等，还有其他所有的病机，以及它们合并的多病机，能不能统一纳入阴阳盛衰理论，并根据阴阳脉法直接全部指导治疗方向呢？

带着这样的疑问，我在临床当中观察验证，结果惊人地吻合。也就是说，临床中，无论遇到多么疑难，病机多么复杂，症状多么繁多的疾病，只要是表现为左手脉太过的，就可以用升法治疗；只要表现为右手脉太过的，就可以用降法治疗。同样，突出地表现为左手脉更不及者，就用补益的降法治疗；表现为右手脉更不及者，就用补益的升法治疗。随着病情的缓解或改变，脉象的太过、不及也往往会有改变。那么进一步的治疗，仍旧是按照这个方法，就可以非常清晰地指出治疗的方向。

从脉证角度表达 『仲景阴阳脉法』

突破之三：

《金匮要略》中云"脉当取太过不及"，我们就用太过不及来判断阴阳盛衰，并且可以直接指导治法，这对于临床的指导意义实在是太大了！

并且，这样的脉法在临床中非常容易体会和掌握，与一般教材所谈到的 24 种脉象或 28 种脉象相比，直接简化到了三种脉（正常脉力、太过脉力、不及脉力），非常简便易学。尤其重要的是：阴阳脉法与仲景书中指出的大法直接对应，这正是我苦苦寻找多年的目标！

至此，贯穿中医"理、法、方、药"四个元素，并且涵盖中医诊断和治疗的理论体系已经完善，我们今天为此起了一个名字，就叫"仲景阴阳脉法"。

那么，这样的认识，这样的做法，仅仅是我自己的个人想象还是

"仲景阴阳脉法"发掘记

在历史上也有共鸣呢？我就从阴阳盛衰理论和阴阳脉诊的这个角度查阅古籍，发现对于这个方向的认识，李东垣、朱丹溪也有涉及；明代的周慎斋，在左血右气上多有发挥和应用；最值得一提的是民国的王雨三先生，对阴阳盛衰理论进行了深入的思考，也和脉诊结合了起来，与我们得出的结论总体是一致的，并且王雨三先生还用这样的方法治疗了大量危重急症。

"仲景阴阳脉法"这个理论体系，在我的头脑中早在 2014 年就完成了构架，并且经过了大量的临床验证。随着对经方脉证的反复临床体会，许多常用的经方脉证，我已经非常有把握。2017 年之后，我开始对于经方的脉证进行点滴的分享。2019 年 8 月，我们组织了一次学习班，中国中医药出版社师承编辑部的刘观涛主任是我的同门师兄，他正好有时间过来观摩，结果他发现我对经方的脉诊比较重视，建议我将其撰写成为较为系统、完整体系的学术专著。之后电话沟通交流不断，约定索性找一个较长的时间进行深度探讨。

为了不受干扰，我们索性直接利用共同的假期，"AA 制"奔赴一个遥远的小岛，边聊学术边休息，面朝大海，畅聊经方，岂不轻松愉快还收获满满，真是皆大欢喜。实际结果完全出乎了我们两个人的预料，2019 年 11 月，我们在小岛的六天度假，其中的五天全部关在房间里探讨学术，甚至从早晨开始，一聊就到了天黑，连外出参观、逍遥一游的时间都没有。我们相视哈哈大笑，这哪里是旅游，简直就是关在房间的"监牢生涯"。师兄弟两人交流学术的过程也并不顺畅。由于这套学术体系是先从经方的脉诊开始的，由脉诊到脉证，再到仲景阴阳脉法。那么，当然是先从脉诊开始沟通，结果仅仅是脉诊的浮脉和沉脉，我们就开启了激烈的学术碰撞，有时几乎吵了起来！好在没有什么尴尬是一顿美食不能解决的，如果不行，就两顿，呵呵，基本的兄友弟恭还是毫不含糊的。但整整五天，我们拿着宾馆房间盛衣服的圆形竹篓模拟脉管，争论浮脉和沉脉的各种"界定"情况。

小岛之行虽然不了了之，但学术交流仍要继续。之后的交流，我们索性抛去脉象、脉证，一步到位，先讲这个理论体系。结果，刘观涛师兄马上就敏感地认识到这个体系对于解决临床问题的重大意义。经过我详细阐释，他马上心领神会，也为这个体系的呈现提供了很多指导性意见。我们共同为这个学术体系正式命名为"仲景阴阳脉法"。

由于已经反复临床实践过，刘观涛师兄鼓励我直接就把这个体系进行公开发布，在他的极力推动和帮助下，我下定决心，将这套体系公开与大家分享。2020 年春节过后，正值国内疫情，《仲景阴阳脉法》的文稿几乎是一气呵成，大约是在一个月内完成的。其实，这是我三年之间断断续续手稿的整合而已。其中的病机脉证图，由于设计和美观等原因，改版了数次，花费了一些时间。

随着文稿《仲景阴阳脉法》进入了出版程序，我在这个间隙，又将常用的 50 首经方的病机脉证图进行了更加详细的阐释。疫情期间的四个月，两本书的文稿都完成了。仲景阴阳脉法体系可以很好地指导经方的应用，同时，也完全可以指导后世方的应用。掌握了仲景阴阳脉法，再

　　　　　　　　　　　　　　　"仲景阴阳脉法"发掘记

读后世中医著作，特别是其中的病案，就会有非常清晰明了的感觉，对于我们学用中医很有帮助。若有人认为仲景方擅长攻邪，而在扶正补益的方药方面相对欠缺，那么，完全可以把后世朱丹溪、李东垣、薛立斋、汪绮石等人之方融入"仲景阴阳脉法"体系，使得应用更加清晰准确。

随着《仲景阴阳脉法》的出版，这套学术体系已经进入了大家的视线。这个体系的脉诊操作部分非常简单，容易上手，并且能够重复。仲景阴阳脉法体系，其中虽有我个人的创新，但更多的是来自中医经典对我们的启发。"思求经旨，演其所知"，是仲景给我们指出的方向，"传承精华，守正创新"，可能需要几代中医人的不懈努力，在这条路上，这只是起点。希望我们大家一起，更加深入地研习中医经典，不断融会贯通，提升我们的临床能力，造福百姓健康。

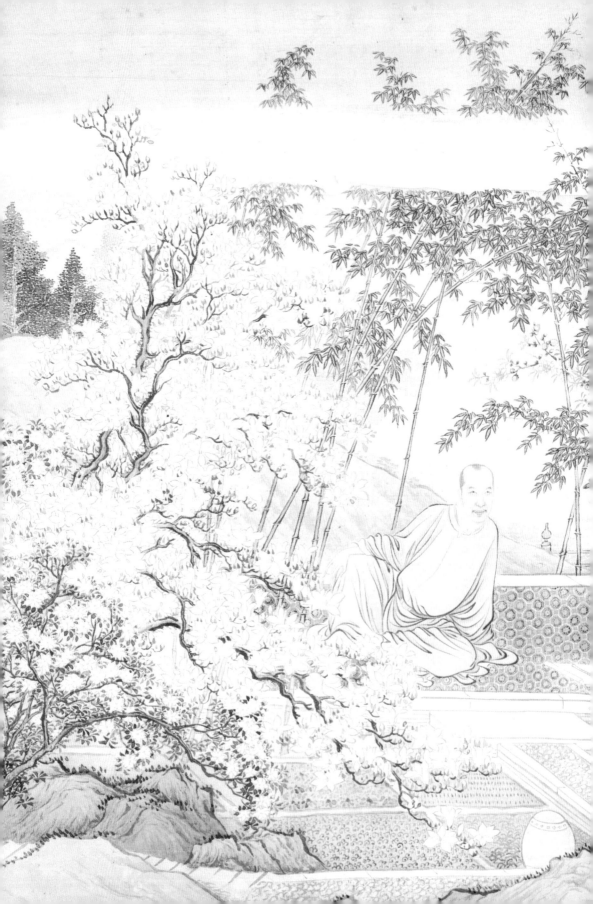

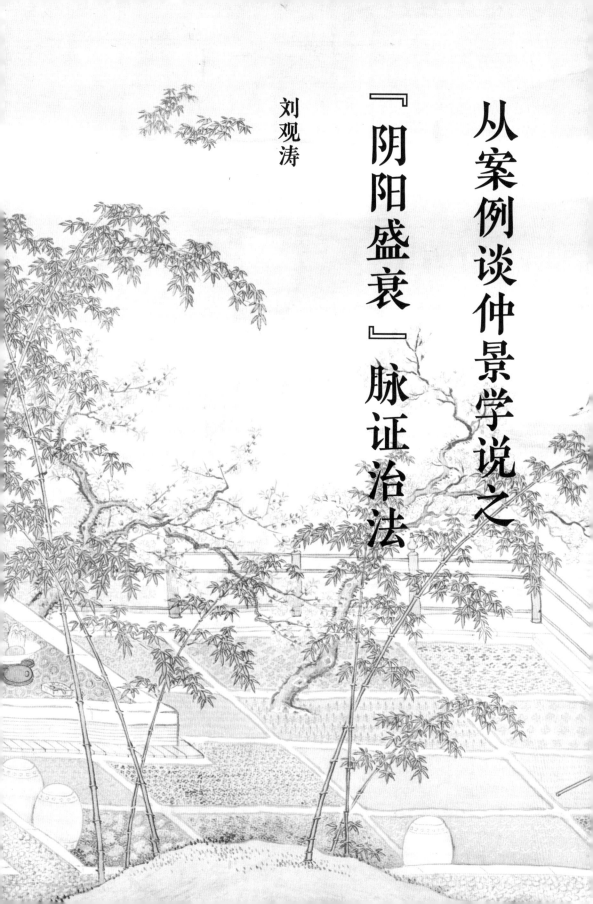

从案例谈仲景学说之『阴阳盛衰』脉证治法

刘观涛

《经方实验录》

曹颖甫章次公治
若华之母恶寒目
红案

曹颖甫云：予忆得丁甘仁先生逝世之一年，若华之母（按：若华为曹颖甫之长女，若华之母指曹颖甫妻子）于六月二十三日（天时炎暑）亲至小西门外观看房屋。迨回家，已入暮。曰：今夜我不能亲视举炊，急欲睡矣。遂盖被卧，恶寒甚，覆以重衾，亦不温。温覆已久，汗仍不出，身仍无热。口角生疮，而目红，又似热证。腹中和，脉息浮紧有力。

脉浮，恶寒，腹中和，似是太阳外感风寒——阴盛则寒。

口角生疮，而目红，又似阳明热证——阳盛则热。

当以天时炎暑（脉浮紧有力，汗不出），但予麻黄汤。

麻黄二钱　桂枝二钱　杏仁三钱　甘草一钱

服后，温覆一时，不动声色。

再作一剂，麻桂均改为三钱，仍不效。

更予一剂，如是续作续投，计天明至中午，连进四剂，了无影响。

计无所出，乃请章生次公（按：章次公乃是曹颖甫的学生）来商。章次公按脉察证，曰：先生胆量，何其小也？曰：如之何？曰：当予麻桂各五钱，甘杏如前。

服后，果不满半小时，热作，汗大出，臭气及于房外，二房东来视，掩鼻而立。人立房外内望，见病者被上腾出热气。口干渴，脉洪大，而烦躁。

于是太阳病罢，随转属阳明，乃以调胃承气下之。

嗣后病证反复，调理月余方愈。周身皮肉多作紫黑色，历久乃退。

即便是一代经方大家曹颖甫先生，在治疗妻子病情之时，仍困惑于"外感风寒、又似热证"的难分难辨！

即便是曹颖甫、章次公这样的临床大家，在本次治疗中竟然出现病证反复、月余方愈的病情恶化的意外情况。

如何分辨是风寒太阳，还是热证阳明？或者说，如何分辨是"阴盛则寒"还是"阳盛则热"呢？

如何分辨何时当用麻桂辛温发汗，何时应用承气苦寒清下呢？

这让我们想起张仲景在《伤寒论》中的"伤寒例"里的一句话：

桂枝下咽，阳盛即毙；承气入胃，阴盛以亡。

发汗吐下之相反，其祸至速。

"桂枝下咽，阳盛即毙"是什么意思呢？

从案例谈仲景学说之"阴阳盛衰"脉证治法

如果治以"麻桂辛温发汗"，患者若是"阳盛则热"之证，就要小心"以热治热"导致患者病情恶化！

"承气入胃，阴盛以亡"是什么意思呢？

如果治以"承气苦寒清下"，患者若是"阴盛则寒"之证，就要小心"以寒治寒"导致患者病情恶化！

"汗法"多用辛温热药，"下法"多用苦寒凉药，性质相反！一旦用错，灾祸马上就来！

让我们再次回到曹颖甫的这个医案：

脉浮，恶寒，腹中和：似是阴盛则寒，太阳外感风寒。

口角生疮，而目红：又似阳盛则热，阳明热证。

此时，对患者的诊断辨证，到底是阴盛则寒（太阳外感风寒）呢，还是阳盛则热（阳明热证）呢？

到底该用麻桂辛温发汗治疗，还是该用承气苦寒清下治疗呢？

我们都很清楚：

若是"阴盛则寒（太阳外感风寒）"为主，就要用麻桂辛温发汗治疗。

若是"阳盛则热（阳明热证）"为主，就要用承气苦寒清下治疗。

假若反过来治疗，就是误治，就会导致患者病情恶化！

让我们再看《伤寒论》中的"伤寒例"里的一句话：

阳盛阴虚，汗之则死，下之则愈。

阳虚阴盛，汗之则愈，下之则死。

对于曹颖甫妻子的病症，实际上曹颖甫最初的时候在"阴盛则寒"和"阳盛则热"之间犹豫、彷徨，只不过后来其弟子章次公倾向于"阴盛则寒"的太阳外感风寒麻黄汤证。

但从最终的治疗效果来看，实在让我们大跌眼镜，大惑不解：

嗣后病证反复，调理月余方愈。周身皮肉多作紫黑色，历久乃退。

这是不是误治？难道，曹颖甫妻子实际上最初的时候，并非以"阴盛则寒"为主，而是以"阳盛则热"为主？应该从一开始就用承气苦寒清下？

请注意《伤寒论》所说：

阳盛阴虚，汗之则死，下之则愈。

口角生疮，而目红：又似阳盛则热，阳明热证。此时频频以麻桂辛温发汗，汗之则"病证反复……周身皮肉多作紫黑色，历久乃退"。

倘若及早针对阳盛则热治以苦寒下法，或许曹颖甫的妻子早就痊愈了，很有可能不会出现此后的"病证反复……周身皮肉多作紫黑色，历久乃退"。

问题来了，到底该怎样诊断辨证？患者到底是阴盛则寒为主，还是阳盛则热为主呢？

这就是今天我们要讲述的重中之重：

双手诊脉，左手右手；主看虚实，有力无力。

只需记住一句话：

左更有力，阴盛为主（辛温汗吐）；右更有力，阳盛为主（苦寒清下）。

左更无力，阴虚为主（甘寒清下）；右更无力，阳虚为主（甘温汗吐）。

曹颖甫的妻子，"脉息浮紧有力"，如果左更有力，阴盛为主，那就放心大胆地使用麻黄汤，不能使用承气汤。如果右更有力，阳盛为主，那就要马上使用承气汤，而绝不能使用麻黄汤。

这么斩钉截铁？把握性这么大？

是的，这就是仲景学说之阴阳盛衰对应的脉证治法——仲景阴阳脉法。

曹颖甫姜佐景治张任夫心悸胁下痛胸中胀案

《经方实验录》

姜佐景云：张君任夫，余至友也……告曰：请恕烦扰，我尚有宿恙乞诊。曰：请详陈之。

曰，恙起于半载之前，平日喜运动蹴球，恒至汗出浃背，率不易衣。嗣觉两胁作胀，按之痛。有时心悸而善畏，入夜，室中无灯炬，则惴惴勿敢入，头亦晕，搭车时尤甚。嗳气则胸膈稍舒。夜间不能平卧，平卧则气促，辗转不宁。当夜深人静之时，每觉两胁之里有水声漉漉然，振荡于其间……[余尝细按张君之脉，觉其滑之成分较多，弦则次之，沉则又次之。以三部言，则寸脉为尤显……以左右言，则左脉为较显。盖张君自言左胁之积水较右胁为剧也。]

[笔者说明：曹颖甫后来诊断：心悸，胁下痛，胸中胀，脉来双弦，干呕短气。]

（一）

余曰：请止辞，我知之矣。是证非……不治。君欲服者，尚须商诸吾师（编者按：吾师指曹颖甫）也……张君曰，然则惟有遵命偕谒尊师矣。

翌日，余径叩师门，则师诊视张君甫毕，并在立案矣：张任夫先生，劳神父路仁兴里六号。初诊，二十四年四月四日。水气凌心则悸，积于胁下则胁下痛，冒于上膈则胸中胀，脉来双弦……

走笔疾书，方至"脉来双弦"之句。余问曰：先生，是何证也？

曰：小柴胡也。

予曰：不然，柴胡之力不胜，恐非十枣不效。

[笔者说明：早在曹颖甫诊治之前，当时接诊患者的姜佐景就已经心里有数，但还是有些惴惴不安，姜佐景当时打断患者张君的详细陈述：

"余曰，请止辞，我知之矣。是证非十枣汤不治。药值甚廉，而药力则甚剧。君欲服者，尚须商诸吾师也。君曰，然则先试以轻剂可乎？曰，诺。当疏厚朴、柴胡、藿佩、半夏、广皮、车前子、茯苓、清水豆卷、白术等燥湿行气之药与之。计药一剂，值银八角余。服之，其效渺然。张君曰，然则惟有遵命偕谒尊师矣。"]

先生（编者按：指曹颖甫）搁笔沉思，急检《伤寒论》十枣汤条曰："太阳中风，下利呕逆，表解者，乃可攻之。其人漐漐汗出，发作有时，头痛，心下痞鞭满，引胁下痛，干呕，短气，汗出，不恶寒者，此表解里未和也，十枣汤主之。"

因问张君曰，君气短而干呕乎？曰：良然。

师乃顾谓余曰：尔识证确，所言良是也。师乃续其案而书其方：水气凌心则悸，积于胁下则胁下痛，冒于上膈则胸中胀，脉来双弦，证属饮家，兼之干呕短气，其为十枣汤证无疑。

炙芫花五分　制甘遂五分　大戟五分

上研细末，分作两服。

先用黑枣十枚煎烂，去渣，入药末，略煎和服。

姜佐景又按《金匮》曰："脉沉而弦者，悬饮内痛。"又曰："病悬饮者，十枣汤主之。"余尝细按张君之脉，觉其滑之成分较多，弦则次之，沉则又次之。以三部言，则寸脉为尤显，与寸脉主上焦之说适合；以左右言，则左脉为较显，盖张君自言左胁之积水较右胁为剧也。

今当报告张君服汤后之情形。张君先购药，价仅八分，惊其值廉。乃煮大枣十枚，得汤去滓，分之为二。入药末一半，略煎，成浆状物。

其夜七时许，未进夜饭，先服药浆，随觉喉中辛辣，甚于胡椒。张君素能食椒，犹尚畏之，则药性之剧可知。并觉口干，心中烦，若发热然。

九时起，喉哑不能作声，急欲大便，不能顷刻停留，所下非便，直水耳。其臭颇甚。于是略停，稍进夜饭，竟得安眠，非复平日之转侧不宁矣。

夜二时起，又欲大便，所下臭水更多，又安眠。

六时，又大便，所下臭水益增多。

　　　　从案例谈仲景学说之"阴阳盛衰"脉证治法

又睡至十时起床，昨夜之喉哑者，今乃愈矣。且不料干呕、嗳气、心悸、头晕者诸恙均减，精神反佳。张君自知肋膜炎为难愈之疾，今竟得速效如此，乃不禁叹古方之神奇！

曹颖甫曰：凡胸胁之病多系柴胡证，伤寒太阳篇中累出。

盖"胸中"属上焦；"胁下"则由中焦而达下焦，为下焦水道所从出。

故"胁下"水道淤塞即病悬饮内痛，而为十枣汤证。

"胸中"水痰阻滞，上湿而下燥不和，则为大陷胸汤证。

若"胸中"但有微薄水气，则宜小柴胡汤以汗之。

"胁下"水气既除，转生燥热，则宜大柴胡汤以下之。

可以观其通矣。

这个医案，曾经相当长时间内让我困惑无比！

试想，和解少阳的小柴胡汤，与峻下逐水的十枣汤，一个是"小姑娘"，一个是"猛张飞"，相差如此悬殊，为什么一代经方大家曹颖甫还难以分清呢？

让我们再次恭读张仲景《伤寒论》之伤寒例：

夫阳盛阴虚，汗之则死，下之则愈；阳虚阴盛，汗之则愈，下之则死。

夫如是，则神丹安可以误发？甘遂何可以妄攻？虚盛之治，相背千里，吉凶之机，应若影响，岂容易哉！【按：神丹发表，与麻桂辛温发汗同类；甘遂（方如峻下逐水的十枣汤）攻里，与承气苦寒清下同类】

况桂枝下咽，阳盛则毙；承气入胃，阴盛以亡，死生之要，在乎须臾，视身之尽，不暇计日。

此阴阳虚实之交错，其候至微；发汗吐下之相反，其祸至速，而医术浅狭，懵然不知病源，为治乃误，使病者殒殁，自谓其分，至今冤魂塞于冥路，死尸盈于旷野，仁者鉴此，岂不痛欤！

让我们再次回顾上一案例提到的"仲景学说之阴阳盛衰"：

"阴盛则寒（太阳）"为主，治以麻桂辛温发汗。

"阳盛则热（阳明）"为主，治以承气苦寒清下。

回到本案，十枣汤峻下逐水，与"承气苦寒清下"同类，针对"阳盛则热（阳明）"为主。

那么，小柴胡汤和解少阳，是更靠近"阴盛则寒（太阳）"，还是更靠近"阳盛则热（阳明）"呢？

这需要对"寒、热"的本质进一步思考。

热胀冷缩是自然界最基本的原理。

热胀（扩张）：只要是热，无论是实热（阳盛）还是虚热（阴虚），都有扩张之势。

冷缩（收缩）：只要是寒，无论是实寒（阴盛）还是虚寒（阳虚），都有收缩之势。

那么，小柴胡汤和解少阳，针对的病机是"气之郁滞"——郁滞是扩张之势（热胀）还是收缩之势（冷缩）？郁滞当然需要疏散，气之郁滞自然对应收缩之势（冷缩）。

俗话说"不吐不快""扬眉吐气"——"和解而吐"绝非侠义的上

吐下泻之吐，而是气郁得解：压抑收缩之势变为舒展扩张之势。

仲景学说之阴阳盛衰：

"阴盛则寒（太阳）"为主，治以麻桂辛温发汗。

"阴盛则寒（少阳）"为主，治以柴胡和解而吐。

"阳盛则热（阳明）"为主，治以承气苦寒清下。

曹颖甫是古今经方家里，极少数认为小柴胡汤属于发汗剂的名家。"若胸中但有微薄水气，则宜小柴胡汤以汗之"。恐怕曹颖甫的本意，是指"柴胡和解而吐"，与"麻桂辛温发汗"趋势相同，而与"承气苦寒清下"趋势相反。

《伤寒论》提到的"发汗吐下之相反，其祸至速"，到底是指"发汗"与"吐下"相反？还是指"发汗、吐"与"下"相反呢？——曾经困惑我的这个问题，现在终于水落石出了。

顺此思路，我们可以将"汗吐下"扩展到六经辨证。且看：

阴虚虚热（太阴），地黄甘寒清**下**	阳盛实热（阳明），承气苦寒清**下**
阴盛实寒（太阳），麻桂辛温发**汗**	阳虚虚寒（少阴），四逆甘温发**汗**
气郁气滞（少阳），柴胡和解而**吐**	阳虚气郁（厥阴），甘温和解而**吐**

让我们回过头再看曹颖甫的这则医案：

到底是该用小柴胡汤"阴盛—和解而吐"，还是应该用十枣汤"阳盛—苦寒清下"？

和上一个案例一样，"左更有力，阴盛为主；右更有力，阳盛为主"。

脉来双弦，以左右言，则左脉为较显，盖张君自言左胁之积水较右胁为剧也。

如此而言，小柴胡汤阴盛为主，双手脉诊当为"左更有力"；十枣汤阳盛为主，双手脉诊当为"右更有力"。

看来，当时曹颖甫最初所想到的小柴胡汤证，或许更为对证！

假若姜佐景所摸到的患者之脉的确是"左更有力"的话。

胡希恕治单玉堂
大小便不通案

单志华先生写到：

记得父亲（单志华的父亲即北京中医药大学有名的子午流注研究员、针灸专家单玉堂先生，著有《伤寒论针灸配穴》）当时患肺心病住院，病情发展出现肾积水，导尿失败。

其中一位名老提出用麝香外敷肚脐，借其芳香开窍之力或许有效，于是院方派人去山西讨回一点上好的麝香给父亲用上，果然尿液点滴而出，可是也就这样了，终未能解决问题。

父亲病情在恶化，高热、神智昏迷、大小便闭塞不通，已出现心衰合并肾功能不全。院方邀请中医药大学的六位名老中医会诊。

有位名老提出心衰合并肾功能不全当以扶正为主，先保心肾，控制住病情。

84 岁的胡老诊完舌象脉象后，提出一个与众人截然不同的"峻剂攻下"法并处方案，还说"小大不利治其标"，必须先解决大小便问题——这就是救人，态度非常果断。众名老念其年事最高，便都依了，但大家都捏着一把汗。服药到第二天，奇迹发生了：大便五次，开始排尿。到第五天，尿量已达正常，肾积水消失，父亲开始下地活动……

　　后来刘渡舟老在胡老著作的序言中写道："每当在病房会诊，群贤齐集，高手如云，惟先生能独排众议，不但辨证准确无误，而且立方遣药，虽寥寥几味，看之无奇，但效果非凡，常出人意外，此皆得力于仲景之学也。"

　　就这样，一周后父亲出院了。

　　那么，胡老到底开的是什么方子呢？

　　原帖未显示处方，但冯世纶教授查阅了当时医案，1982 年 6 月 2 日，胡老开方病案记载：大柴胡汤合桃核承气汤，处方为：

　　柴胡 20 克，白芍 10 克，半夏 10 克，黄芩 10 克，枳壳 10 克，桂枝 10 克，桃仁 10 克，大黄 6 克，芒硝 12 克（分冲），炙甘草 10 克，生姜 10 克，大枣 4 枚。

阴虚虚热（太阴），地黄甘寒清 **下**	阳盛实热（阳明），承气苦寒清 **下**
阴盛实寒（太阳），麻桂辛温发 **汗**	阳虚虚寒（少阴），四逆甘温发 **汗**
气郁气滞（少阳），柴胡和解而 **吐**	阳虚气郁（厥阴），甘温和解而 **吐**

麝香辛温，是"芳香开窍"治法的常用药物，适用于中风、中寒、气郁、痰厥等属于寒邪痰浊内闭之证。故提出这个治法的名老中医，辨证之法为"阴盛辛温发汗"（和解而吐、芳香开窍……）。诊断标准当为：双手脉诊，"左更有力"。

有位名老提出"当以扶正为主"，辨证之法为：要么"阴虚甘寒清下"滋阴，要么"阳虚甘温发汗"扶阳。诊断标准当为：双手脉诊，"左更无力（阴虚）"或"右更无力（阳虚）"。

胡希恕先生提出"峻剂攻下"，辨证之法为：阳盛苦寒清下。诊断标准当为：双手脉诊，"右更有力"。

胡希恕先生曾经提出"六经之名本可废"，实际上意在是对六经的本质做更深层的探讨。

胡希恕先生认为：六经来自八纲。

太阳、少阴是表证。

阳明、太阴是里证。

少阳、厥阴是半表半里证。

我们以"阴阳盛衰"来代替六经之名，亦是学习胡老的精神。

阴虚虚热（太阴），地黄甘寒清**下**	阳盛实热（阳明），承气苦寒清**下**
阴盛实寒（太阳），麻桂辛温发**汗** 气郁气滞（少阳），柴胡和解而**吐**	阳虚虚寒（少阴），四逆甘温发**汗** 阳虚气郁（厥阴），甘温和解而**吐**

若"六经之名本可废"，我们也可用如下术语表达阴阳盛衰、六经八法：

热胀（阳盛阴虚/阳明太阴）**清下**

冷缩（阴盛阳虚/太阳少阴）**温汗**

气郁（阴盛阳虚/少阳厥阴）**和吐**

虚实　　　　　　　　**消补**

如此，"热胀、冷缩、气郁"六个字，就可以代替六经之名，并且给出了治病大法：下、汗、吐。或者说，"下汗吐"三个字，亦可亦代替六经之名。

很多年来，我一直在思考：如果上帝只让我们做一种选择，虚实寒热的顺序是"虚实寒热"？还是"寒热虚实"？这并非一种文字游戏，而是对虚实、寒热的本质，做更深入的思考。

"热胀、冷缩、气郁"再分虚实，或者"下汗吐"再分虚实，就是六经之名。

假设：出现误治的话，"寒热"（热胀、冷缩、气郁，下汗吐）的误治危害更大？还是"虚实"的误治危害更大呢？

虚实的误治，当然危害不小，仲景以"虚盛之治，相背千里"来提醒！

但是寒热的误治，危害更大，仲景以"则死毙亡，其祸至速"来警醒！

从案例谈仲景学说之"阴阳盛衰"脉证治法

无论辨证体系多么美丽，都离不开更为关键的诊断方法。

就像"鸡生蛋，还是蛋生鸡"的哲学疑问一样。

是辨证体系引申诊断方法？还是诊断方法衍生辨证体系？

不管如何？诊断方法（尤其是脉诊）必须是明晰的、确定的。

既可以是"整体取象诊脉"（不分左右手、不分寸关尺），也可以是"具体分部诊脉"（细分左右手、细分寸关尺）。

整体取象脉诊，虽然在当代脉诊中使用较多，但有很多脉案是以"脉浮滑、脉弦细之类"敷衍了事，真正不分左右手、不分寸关尺的"整体取象诊脉"，要清晰明了地诊断出热胀、冷缩、气郁、虚实。今日暂不赘述。

具体分部诊脉，在当代临床中犹如段誉的"六脉神剑"，时用时不用，时灵时不灵（灵验的时候，就把左手心肝肾、右手肺脾命奉若圣旨；不灵验的时候，绝口不提左右手、寸关尺。）——我们必须探寻特别稳定、一门深入的脉诊方法，比如，仲景阴阳脉法，每个案例均以"左右手（含寸关尺）、虚实脉"为诊断标准：

左更有力，阴盛为主；右更有力，阳盛为主。

左更无力，阴虚为主；右更无力，阳虚为主。

此前的案例，已经多次讲述了这种脉诊方法。那么，这种脉法来源于何处呢？

我们细看《伤寒论》的"伤寒例"，只发现这样的一句话谈到了"阴阳虚实"：

此阴阳虚实之交错，其候至微；发汗吐下之相反，其祸至速。

众所周知，"整体取象诊脉"（不分左右手、不分寸关尺）诊断取象比类的脉形，犹如我们诊断美丑、贵贱一样。

而"具体分部诊脉"（细分左右手、细分寸关尺）诊断左右手、虚实脉，犹如我们诊断高矮、胖瘦一样。相对来说，这种脉法更容易上手。

无论是《伤寒杂病论》，还是《神农本草经》《黄帝内经》，都没有明确提到左右之脉。我们只能在仲景学说的杰出传人中继续寻找。

清代名医徐彬曾说："古来伤寒之圣，唯张仲景。其能推尊仲景而发明者，唯许叔微为最。"宋代名医许叔微作为"八纲气血解伤寒"的开宗立派者，和唐代名医孙思邈开创的"方证药证解伤寒"学派、宋金名医成无己开创的"脏腑经络解伤寒"学派，被公认是最具代表性的伤寒学派。时至今日，"八纲气血派"代表的胡希恕先生，与"方证药证派"代表的叶橘泉先生、"脏腑经络派"代表的刘渡舟先生，被誉为中国现代伤寒学术史上的三座高峰。

许叔微在其代表作品《许叔微伤寒论著三种》中提到：

右手气口当主气，主血人迎左其位。

气口紧盛食必伤，人迎紧盛风邪炽。

左为人迎，右为气口，人迎紧盛伤于风，气口紧盛伤于食也。

那么，"能推尊仲景而发明者"的许叔微，是我能查到的最早明确提到"左右之脉"的名医。

左手主血，右手主气。

这在《中医诊断学》教材里面，曾在提完"左手心肝肾、右手肺脾命"之后，也提到"左手主血，右手主气"。

但是，许叔微并没有提到"左右"和"阴阳盛衰"的关系，倒是提到了人迎、气口、风、食。《灵枢·五色》也有类似论述："人迎盛坚者，伤于寒；气口盛坚者，伤于食。"

张仲景：　　　　　　　　**汗**　　阴盛阳虚　　　　　　**下**　　阳盛阴虚

许叔微：左手（人迎盛：伤于风寒）主血，右手（气口盛：伤于食）主气。

综合起来，岂不是"左手阴（津）血、右手阳气"，这样，就把"左右"和"阴阳盛衰"联系起来了。如此而言，反而扩大了此前我们总结的"仲景学说之阴阳盛衰"体系。

阴虚虚热（太阴），地黄甘寒清**下**	阳盛实热（阳明），承气苦寒清**下**
阴盛实寒（太阳），麻桂辛温发**汗**	阳虚虚寒（少阴），四逆甘温发**汗**
气郁气滞（少阳），柴胡和解而**吐**	阳虚气郁（厥阴），甘温和解而**吐**

↓

阴虚阴津血虚（太阴），地黄甘寒清**下**	阳盛阳气盛（阳明），承气苦寒清**下**
阴盛阴津血盛（太阳），麻桂辛温发**汗**	阳虚阳气虚（少阴），四逆甘温发**汗**
气郁气滞（少阳），柴胡和解而**吐**	阳虚气郁（厥阴），甘温和解而**吐**

双手诊脉，左手右手；主看虚实，有力无力。

只需记住一句话：

左更有力，阴盛为主（麻桂柴胡—辛温汗吐）；右更有力，阳盛为主（承气白虎—苦寒清下）。

左更无力，阴虚为主（地黄麦冬—甘寒清下）；右更无力，阳虚为主（四逆理中—甘温汗吐）。

从案例谈仲景学说之"阴阳盛衰"脉证治法

我讲个故事给你听

（原创：《中国中医药报》王敬）

这个故事是成都中医药大学一位老师亲讲（现在他已经是该校教授、博士生导师）。大约是20世纪70年代末，他当时已经毕业留校当老师了，患上严重腹泻的毛病，常水样泄泻，最多时一天泻7~8次，严重影响工作和生活。自己也开过药，找了一些专家治疗吃了不少药，能想到的方药如附子理中丸等药都吃了，但均无大效。

有一次学校要派中医医疗队去四川边远地方，这位老师积极报名，他所在的教研室主任对他说他这样的身体状况如何能去，并建议他去找本院冉品珍教授看看。

这位老师在科室主任的催促下，在某天冉品珍教授刚看完病人快下班之际，硬着头皮来到冉品珍教授的诊室说明病情，冉品珍教授抬眼看了一下，他穿着白大褂，知道是单位年轻医生，然后说了两句话：第一句：坐嘛。第二句就比较刺激：腹泻都不会医还当啥子医生嘛。

然后号脉看舌。然后把处方往他面前一扔，说写嘛（让他自己写处方），人参败毒散去人参加藿香。

这位老师说他写完方后心都全凉了，学过中医都知道方剂教材"人参败毒散"主要用于体虚外感风寒，他心里想"人参败毒散"还把人参去了，这用于治疗外感风寒的方来治我几年病史严重腹泻，太不靠谱了吧。这位老师拿着处方不好表露出来，说了声谢谢就匆匆离开诊室。

出了诊室这位老师准备把处方扔到垃圾桶里，正好迎面碰到一直关心他的教研室主任，教研室主任得知他看病后的想法后说，冉品珍教授的方看上去非常平淡无奇，但常常有很神奇的效果。教研室主任看他犹豫不决的样子，说："你把处方给我，我去帮你抓药煎药。"

教研室主任煎好一副药给这位老师，他服了一次，几个小时后觉得腹中一阵肠鸣，把一副药吃完这位老师几年的严重腹泻奇迹般好了。

这位老师现在也是70多岁知名教授了，说起几十年前的事好像就发生在昨天，对冉品珍教授的崇拜之情溢于言表。这位老师自己的病被治好后就经常找机会去冉品珍教授家聊天，慢慢与冉品珍混熟了，就问冉品珍先生："我严重腹泻有段时间了，你为什么给我开人参败毒散还去人参呢？"冉品珍说："你有表证就用败毒散啦。"

"那为什么去人参加藿香啊？""你还有点湿邪所以去人参加藿香啊！"

这位老师又问："您说我附子理中丸都用了，按理说水样泻又有一段时间了，为什么一点效果都没有呢？""你的病没到那个位子，你用那个位子的药，当然没有什么用啦！"

这位老师当时顿悟。

刘观涛按：

冉品珍老先生为什么说："你的病没到那个位子，你用那个位子的药，当然没有什么用啦！"

这位老师的病，到底在哪个位子呢？

若是附子理中汤证，则属四逆理中类方，疾病的位子就在"阳虚"（右更无力）。

若是人参败毒散证，则属麻黄桂枝类方，疾病的位子就在"阴盛"（左更有力）。

从诊疗的结果，我们可以反推诊断的指征：

必然左右手脉，左更有力。

分三种情况：

1. 左右手都有力：左手有力，右手亦有力，但左更有力。

2. 一手有力，一手无力：左手有力（偏离正常值）的程度，大于右手无力（偏离正常值）的程度。

3. 左右手都无力：不存在"左更有力"。

请注意，以"左更有力"为例，我们对此术语的界定，首先是"有力"（即力量大于正常值），其次才是"更"有力。

左更有力，首先是左手有力（大于正常值）。

要么是"左右手都有力"，但左手力量更大。

要么是"一手有力，一手无力"，但左手有力（偏离正常值）的程度，大于右手无力（偏离正常值）的程度。

请注意我们对"更有力、更无力"术语的如此界定。

在本案例中，左更有力，那就是阴盛为主（而非阳虚为主）。

也就是说，这位老师严重腹泻的病，到了"阴盛"的位子，没到"阳虚"的位子。

所以，用"阳虚"位子的药（附子理中丸）治疗"阴盛"位子的病（人参败毒散证），"当然没有什么用啦！"

日夜踌躇，衣不解带者半月

（摘自《诊余集：孟河余听鸿急危重症医话医案》）

（一）

壬午七月，余至琴川，吾友沈芝卿劝余施诊。八月间，温热大行，病诊甚多，每日应接不暇。至腊月初五，因年事催迫，欲回孟河度岁。是晚与芝卿同饮于醋库桥。

芝卿曰：吾腿上起红斑已有两日，并无所苦。余视之，两股两胫及手腕等处，起红斑如豆如粟，视肌肤稍高，色微紫而不鲜泽，有时作痒。

谅由冬天温暖，风热所致。当时开一辛凉解肌之方。

初六早解缆启行，过扬库之西塘市。河冰，泊舟五日冻解，一路耽搁。至十九日到常州，接得吾友胡少田之信，云芝卿病重。余半载未归，归心如箭。至二十日，又接到少田信，云芝卿病危，即速回琴。

斯时雪深冰坚，余即寄装于怡芬泰茶行，负絮被一条，趁航至锡山，连夜过航至琴川，到已十二月廿三日午后矣。

一见芝卿，形容十分狼狈，囚首丧面，色亦黧黑，发根上逆，大便血利滑泻，手足拘束，如同桎梏，身上红斑，皆聚成块，大骨骱处及肩胛、尺泽、足膝、环跳、足胫等处，俱结红色一块，坐不能卧。

余亦为酸鼻，即细问其病之始末。病家曰：初六日身起红斑，亦无所苦。至十一日，即胸中痞闷而呕，且有寒热。

延裴姓医，进以高良姜、两头尖、吴萸、红豆蔻、官桂、香附、干姜等味（辛热大剂）。

两剂后觉胸中更阻，大便秘结。至十五日，大便后猝然下血甚多。自此每日下血下利，斑疹渐收，聚于骨骱，而手足拘曲，寒热亦止。至今七八天，日夜下利无度。

余诊其脉细而弦紧，舌苔白滑而润。

余细思之，斑由冬温而来，热阻胸中，肺气不宣，则气逆而呕。

被裴姓医辛热大剂，劫动血络，阴络受伤，血从下溢。

大便血后，血不能养筋，则筋拘束不伸。

正气下陷，则斑疹随之而收束，聚于骨空节骱之处而成片。

检近日所服之方，皆槐花、地榆、山楂、银花、枳壳之类。

余思此症，乃失表症也，若以人参败毒散服之，逆流挽舟，冀其斑透而痢止。

服人参败毒散后，果能得汗，斑疹结聚，散布满体，痢仍不止。

再服依然。

刘观涛按：若是人参败毒散证，则属麻桂类方阴盛范畴，诊断上必"左更有力"。

（二）

虽属知己，余亦难自专主。

即邀王简修诊之，用当归赤小豆散加槐花、地榆之类。

又邀沈心田诊之，进以阿胶、地黄之类。

皆在阴分一边，方俱难以惬意。

余再诊其脉，仍如前，舌白不化，下利清谷。

血脱则气亦脱，血脱先固气，当服温补，似乎合符。

故王沈二君之方，俱未敢服。

彻夜思维，服温补又恐有碍红斑。

然阴斑虚疹，亦不忌温热。

况事已如此，完谷不化，汤药入腹，即滑而出，断无再服阴药之理，当舍表救里为是。

先进以四君子汤，加木瓜、萸肉等消息之，调以赤石脂、米汁。

服后即滑脱而下，亦无所苦。惟面红目红，夜不能寐，舌滑口和。

俱少阴之见症。

他医皆云下血太多，阴不敛阳，不如清热养阴。

余专主此事，总不能听各医眩惑。

若不升阳固气，利断难止。

余进以重剂附子理中汤：

党参五钱，白术三钱，干姜一钱，附子一钱，炙草一钱，红枣五枚。煎汁服之。

虽无所苦，而舌转干黄，渴而不能饮。

各人皆谓药不对症。

余曰：治病当有药主，其权在我。若再服寒凉，岂有生理？

再服原方一剂。

舌苔又转焦黑，扪之如炭，脉仍沉迟不浮，面红目赤，夜仍不寐。

余心焦灼，即着人请支塘邵聿修先生。

时正天寒雪厚，邵先生不能来城。

廿六日，年事匆匆，再服理中汤一剂。

刘观涛按："阴虚"还是"阳虚"？滋阴清补还是扶阳温补？这些都需要诊断的明晰指征。

左更无力，阴虚为主；右更无力，阳虚为主。

对于"阴虚"还是"阳虚"的治法，明代名医张景岳曾说："使学者能会仲景之意，则亦今之仲景也，又何必以仲景之方为拘泥哉？"

所以张景岳根据六味地黄丸化裁出左归丸，治疗阴虚之证；根据金匮肾气丸化裁出右归丸，治疗阳虚之证。

其左右之分，恰与"左更无力，阴虚为主；右更无力，阳虚为主"相吻合。

（三）

黑苔皆剥，舌变干绛色，胃气稍苏，利亦稍稀。

余曰：阳分已回，稍顾其阴，原方加入生地、阿胶。

服后利又甚，舌转薄白。

余曰：阴药不能进，阳回而无依，如之奈何？

二十八九日，又加呃逆。

仍服附子理中，加以丁香、代赭，去阴药不用，而利稍减。

访得东乡丁姓医，颇有名望，遣人请之。是日已大除夕矣。

余思元旦无市，即开单买药十余种，参、术、附、桂、苓、草之类，配而与服。

服三剂，至正月初二，利已止。

（四）

丁姓医到，看前诊诸君之方，无一不错，惟用山栀、连翘、桑叶、杏仁、蝉衣、芦根之属，谓此症极轻，服两剂，再邀复诊可也。

病家亲戚辈，见此症面红目赤，舌绛而干，凉药最宜，心中反咎余用温热之药，口虽不言，而色见于面。

余曰：既请丁君到此，不服其药，心必不甘。况丁君之言，津津有味。姑且煎好，服少些试之。

先服一杯，便觉寒战，舌转白润，作哕不休，利下又甚。

余即进以理中汤。

哕止。

病家仍不信余，再服丁药半杯。

舌仍转润薄白，而呕又至。

余曰：虚阳上戴，假热无疑。

（五）

至初三夜，邵聿修先生到，诊之曰：舌干而绛，下血极多。

血脱则气亦脱。若专服阳药，阴液何存？阳无所依，阴躁即见，岂能久持？

斟酌一方，用归脾汤合黄土汤去黄芩，阴药少而阳药多，可保无妨。

余亦以为然。邵先生即时返棹。

照方煎服，病人云：觉背脊中寒凉。而药仍从大便流出。

余曰：聿修先生为常昭两邑医生之冠，无出其右者。投剂无效，真束手无策。

（六）

然既能纳温补，只能仍归温补。

即进以鹿角、杜仲、枸杞、附、桂、党参、冬术、炙草、干姜、巴戟、红枣大剂。

服三剂，利止，面红目赤仍不退，夜仍不寐。

至初六卯刻，猝然冷汗如浴，呃逆频频，连续不止。

已见欲脱之象。余曰：难矣。

按脉仍沉而不浮，汗出如冰。

此时亦无可奈何。

余即以附子三钱，别直参一两二钱，煎浓汁，作三次服。

巳刻服一次，不觉胀热。

申刻服二次，汗稍收，呃亦减。

亥刻服三次，尽剂。

又另煎潞党参四两，终日饮之，至尽剂。

汗收呃止，而能安寐，面目红色亦退，从此转机。后嗳气不休。

是胃中新谷之气，与病之旧气相争。

服仲景旋覆代赭汤十余剂而平。

此症舌干而黑，目赤面红，且兼血利，能专主温补，一日夜服别直参一两二钱，党参四两，附子三钱者，幸病家能信余而不疑，而余亦能立定主见而不移。

若一或游移，进以寒凉养阴之品，不死何待？虽雪深三尺，日夜踌躇，衣不解带者半月，亦劳而无功！

此治病之所以当胸有成竹也。

大医智道
之
脉证经方